Identificación de alérgenos y manipulación de alimentos en establecimientos de hostelería y restauración. HOTR0004

Antonio Caro Sánchez-Lafuente

ic editorial

Identificación de alérgenos y manipulación de alimentos en establecimientos de hostelería y restauración. HOTR0004
© Antonio Caro Sánchez-Lafuente

1ª Edición

© IC Editorial, 2024

Editado por: IC Editorial
c/ Cueva de Viera, 2, Local 3
Centro Negocios CADI
29200 Antequera (Málaga)
Teléfono: 952 70 60 04
Fax: 952 84 55 03
Correo electrónico: iceditorial@iceditorial.com
Internet: www.iceditorial.com

ISBN: 978-84-1184-339-3
Depósito Legal: MA 2027-2024

Impresión: PODiPrint
Impreso en Andalucía – España

Nota de la editorial: IC Editorial pertenece a Innovación y Cualificación S. L.

Especialidad formativa

Se entiende por especialidad formativa la agrupación de contenidos, competencias profesionales y especificaciones técnicas que responde a un conjunto de actividades de trabajo enmarcadas en una fase del proceso de producción y con funciones afines.

Las especialidades formativas de Uso General, Formación Complementaria, Formación Modular y las especialidades formativas dirigidas a la obtención de certificados de profesionalidad se incluyen en el Fichero de Especialidades del Servicio Público de Empleo Estatal para su gestión en todo el territorio nacional por cualquier Administración competente.

Las especialidades complementarias, pertenecen todas a la Familia profesional de Formación Complementaria (FCO) y tienen la consideración de formación transversal en áreas que se consideran prioritarias tanto en el marco de la Estrategia Europea para el Empleo y del Sistema Nacional de Empleo como en las directrices establecidas por la Unión Europea. Se consideran áreas prioritarias las relativas a tecnologías de la información y la comunicación, la prevención de riesgos laborales, la sensibilización en medio ambiente, la promoción de la igualdad, la orientación profesional y aquellas otras que se establezcan por la Administración competente.

Las especialidades de Certificado de profesionalidad tienen una duración especificada en su normativa reguladora.

En el resultado de la búsqueda, se muestran las unidades de competencia, todos los módulos formativos con su duración y las unidades formativas del certificado correspondiente, con su duración. Las horas del certificado, exclusivo de las especialidades de certificado de profesionalidad, con alta igual o superior a 2008, son las horas totales más las horas del módulo de Prácticas Profesionales no Laborales.

- **Si la especialidad tiene unidades formativas,** las horas totales, presencial, distancia, teleformación serán igual a la suma de esas horas de las unidades formativas de los distintos módulos, sin que se repita ninguna Unidad formativa.

⮕ **Si la especialidad no tiene unidades formativas,** las horas totales, presencial, distancia, teleformación serán igual a las sumas de esas horas de los módulos formativos, eliminando las horas de los módulos repetidos.

https://sede.sepe.gob.es/especialidadesformativas/RXBuscadorEFRED/BusquedaEspecialidades.do

(Fuente: Servicio Público de Empleo Estatal)

Índice

OBJETIVOS GENERALES

Los objetivos generales del **HOTR0004. Identificación de alérgenos y manipulación de alimentos en establecimientos de hostelería y restauración,** son los siguientes:

- ⮑ Adquirir conocimientos del Reglamento Europeo 1169/2011 sobre la información facilitada al consumidor respecto a los alimentos que contienen ingredientes que causan alergias o intolerancias alimentarias presentados sin envasar para la venta al consumidor final y a las colectividades.
- ⮑ Identificar las sustancias o productos que causan alergias o intolerancias de acuerdo con los reglamentos reguladores en la materia.
- ⮑ Identificar los peligros alimentarios y actuar correctamente cuando se manipulan los alimentos en los establecimientos de restauración.

Identificación de alérgenos en establecimientos de hostelería y restauración

Contenido

1. Introducción
2. Conocimiento de alérgenos en establecimientos de hostelería y restauración
3. Resumen

Objetivos

El objetivo general de esta Unidad de Aprendizaje es:

→ Identificar las sustancias o productos que causan alergias o intolerancias de acuerdo con los reglamentos reguladores en la materia.

Los objetivos específicos de esta Unidad de Aprendizaje son:

→ Detallar necesidades de etiquetado de los productos alimenticios.

→ Enumerar alérgenos de obligada declaración según la normativa vigente.

→ Describir necesidades de declaración de alérgenos en base al tipo de presentación del producto.

→ Relacionar elaboraciones culinarias con las necesidades de declaración de alérgenos.

1. Introducción

La necesidad de asegurar la calidad higiénico-sanitaria de la oferta gastronómica de los establecimientos de hostelería y restauración hace necesario la implantación de los principios dados por el Reglamento (UE) n.º 1169/2011 y el Real Decreto 126/2015, ambos referidos a la gestión y declaración de los alérgenos, tanto en los productos puestos a disposición del usuario sin envasar y etiquetar, como en los alimentos envasados.

La declaración de los alérgenos en la oferta hostelera y restauradora permiten al usuario una elección tranquila, segura y certera, no solo por posibles restricciones médicas o de salud, sino también por principios morales, culturales o costumbristas asociados al seguimiento de dietas o pautas alimentarias específicas.

La declaración de alérgenos en los establecimientos de hostelería y restauración conlleva el uso de una simbología clara y accesible, muchas veces representada gráficamente, otras transmitida de forma verbal o incluso admitiéndose una combinación de ambas fórmulas, siendo adaptativa según las necesidades del establecimiento.

En base a estos principios y basándonos en los hechos que suceden en el restaurante Carmesí, llevaremos a cabo un estudio de las necesidades de declaración de alérgenos en su oferta, así como de la interpretación de etiquetado de las materias primas puestas a disposición del consumidor.

2. Conocimiento de alérgenos en establecimientos de hostelería y restauración

☞ **HILO CONDUCTOR**

En el restaurante Carmesí se lleva a cabo una cena en honor a Antonio Gala, para ello se ha presentado un menú especial, en el que, sin duda, aparecen de forma clara la declaración de los alérgenos de los productos ofrecidos. Así, por ejemplo, la adición de apio en la salsa del pescado o el uso de huevo para trabajar la crema quedan perfectamente representados.

Los establecimientos de hostelería y restauración brindan en cada una de sus modalidades y tipos de servicio un sistema organizativo y de gestión propios, no obstante, el ofrecimiento de alimentos y bebidas es una pauta común que requiere de un sistema identificativo que asegure al cliente disponer de la información necesaria para un consumo seguro y garantista, evitando posibles incompatibilidades con sus pautas alimentarias.

Pese a que parece claro que dicha información obedece a un derecho básico, no ha sido hasta la entrega en vigor del Reglamento (UE) n.º 1169/2011 del Parlamento Europeo y del Consejo, de 25 de octubre de 2011, sobre la información alimentaria facilitada al consumidor y el Real Decreto 126/2015, de 27 de febrero, por el que se aprueba la norma general relativa a la información alimentaria de los alimentos que se presenten sin envasar para la venta al consumidor final y a las colectividades, de los envasados en los lugares de venta, cuando la información se ha establecido como obligatoria.

 ## PARA SABER MÁS

Si deseas consultar el reglamento y decreto visto anteriormente sobre la norma general relativa a la información alimentaria de los alimentos que se presenten en venta sin envasar, puedes hacerlo accediendo desde aquí:

Reglamento (UE) n.º 1169/2011 del Parlamento Europeo y del Consejo, de 25 de octubre de 2011, sobre la información alimentaria facilitada al consumidor:

https://redirectoronline.com/hotr004po0102

Real Decreto 126/2015, de 27 de febrero, por el que se aprueba la norma general relativa a la información alimentaria de los alimentos que se presenten sin envasar para la venta al consumidor final y a las colectividades, de los envasados en los lugares de venta:

Continúa en página siguiente >>

<< *Viene de página anterior*

https://redirectoronline.com/hotr004po0101

2.1. Explicación del Reglamento (UE) n.º 1169/2011 sobre información facilitada al consumidor

Con la entrada en vigor del Reglamento (UE) n.º 1169/2011 se establecen los principios generales, requisitos y responsabilidades que rigen la información alimentaria y el etiquetado de alimentos destinados al consumidor final, aplicándose a los operadores de empresas alimentarias en todas sus fases.

El citado Reglamento describe las necesidades de información alimentaria obligatoria y voluntaria, las especificaciones a nivel nacional de algunos alimentos, así como la definición de las sustancias o productos que causan alergias o intolerancias alimenticias, siendo este último aspecto fundamental en base a la declaración de los alérgenos en los establecimientos de hostelería y restauración, y para lo que es necesario tener presente, además, las exigencias del ya citado Real Decreto 126/2015, de 27 de febrero, ya que un alto porcentaje de los productos ofrecidos en este sector se comercializan o presentan sin envasar o son envasados en el lugar de venta y a petición del comprador (modalidades de restauración tipo *takeaway* y *delivery*).

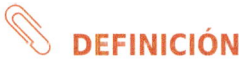 **DEFINICIÓN**

Takeaway
Servicio de comida para llevar. De consumo fuera del local o establecimiento.

Delivery
Servicio de comida a domicilio.

2.2. Identificación de la información facilitada al consumidor en los establecimientos de hostelería y restauración

La normativa vigente obliga a los establecimientos de hostelería y restauración a implantar un **plan de control de alérgenos,** así como **facilitar la información alimentaria** de aquellos alimentos que se presenten sin envasar o sean envasados en los lugares de venta a petición del comprador, es decir, todo producto comercializado debe garantizar una información precisa que garantice tanto la trazabilidad del producto, como la información alimentaria, diferenciándose por normativa entre información obligatoria y voluntaria.

⊃ **Información alimentaria obligatoria**

⋃ Para aquellos productos o alimentos que **son envasados en el punto de venta a petición del consumidor,** se deberá indicar como necesaria la siguiente información alimentaria:

⇕ Denominación del alimento
⇕ Lista de ingredientes
⇕ Alérgenos
⇕ Cantidad
⇕ Fecha de duración mínima o fecha de caducidad
⇕ Condiciones especiales de conservación
⇕ Nombre o razón social y dirección del operador de la empresa alimentaria
⇕ País de origen o lugar de procedencia, en los casos requeridos
⇕ Modo de empleo, si fuera necesario
⇕ Información nutricional
⇕ Grado alcohólico en las bebidas cuyo porcentaje supere el 1,2 % en vol.

⋃ En el caso de ser **servidos directamente para su consumo en el punto de venta,** se deberá identificar el ingrediente o coadyuvante tecnológico que cause alergias o intolerancias utilizado en su elaboración y estando presente en el producto acabado, aunque sea en una forma modificada.

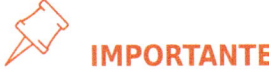

IMPORTANTE

Estas menciones no serán necesarias cuando la denominación del alimento haga referencia clara a la sustancia o productos a declarar.

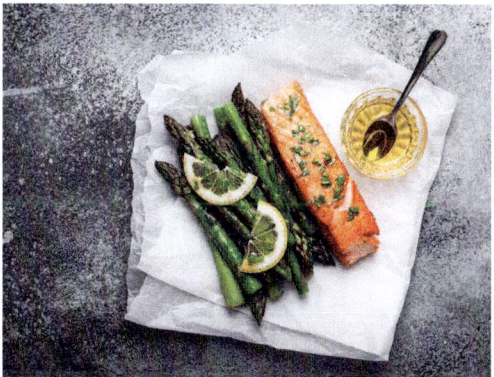

Cuando el producto que hay que declarar como alérgeno se muestra de forma clara (pescado), no es necesario indicar que contiene pescado.

➲ **Información alimentaria voluntaria:** de optar por información voluntaria, esta podrá referirse a:

- ☉ Información que no induzca a error.
- ☉ Información no ambigua, ni confusa para el consumidor.
- ☉ Información sobre presencia no intencionada en los alimentos de productos que causen alergias o intolerancias.
- ☉ Información sobre adecuación del alimento para vegetarianos o veganos.
- ☉ Información sobre ingestas de referencia.

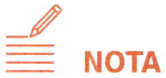

NOTA

En ningún caso se incluirá información voluntaria que disminuya el espacio disponible para la información alimentaria obligatoria.

2.3. Realización de etiquetado de materias primas que causan alergias o intolerancias

Conocidas las menciones obligatorias y voluntarias en relación a la declaración de información en los productos alimentarios, es necesario indicar las exigencias propias que hay que tener presentes en relación a la declaración de sustancias o productos que causan alergias o intolerancias, es decir, los alérgenos, reconociendo la normativa como necesario informar solo sobre **los 14 alérgenos** de mayor índice de contaminación en la población, así como de mayor repercusión por las reacciones que provoca. Estos 14 alérgenos son reconocidos por normativa de forma expresa en el **anexo II del Reglamento 1169/2011** y son los siguientes:

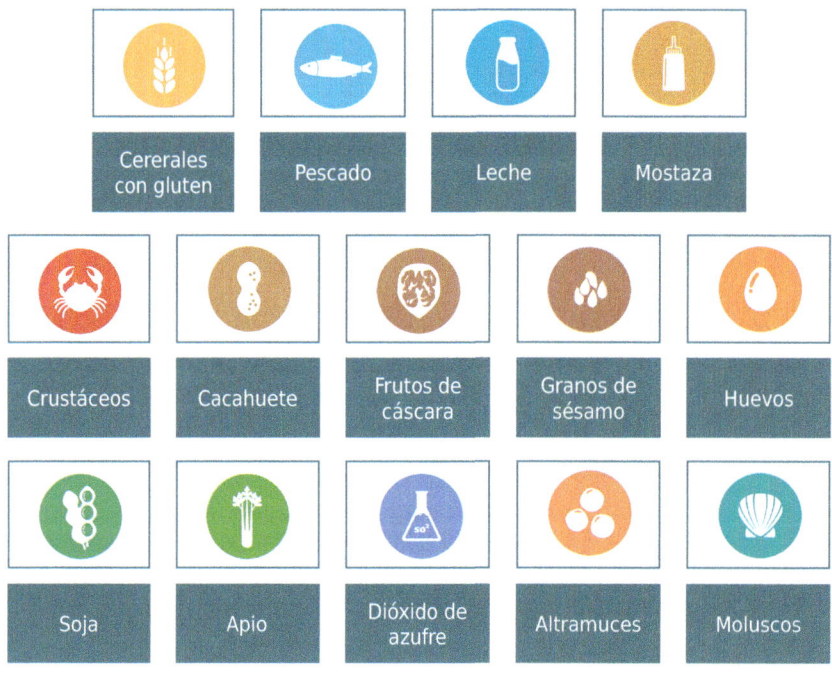

- **Cereales con gluten:** cereales que contengan gluten como son: trigo, centeno, cebada, espelta, kamut, etc., así como variedades híbridas y productos derivados, excluyendo los jarabes de glucosa a base de trigo, maltodextrinas y cereales utilizados para hacer destilados alcohólicos, entre otros.
- **Crustáceos:** crustáceos y productos a base de crustáceos, como los cangrejos, centollo, langostinos, camarones, langostas, así como productos obtenidos a partir de estos.
- **Huevos:** huevos y productos a base de huevo.
- **Pescado:** pescado y productos a base de pescado, exceptuando la gelatina de pescado.
- **Cacahuete:** cacahuetes y productos a base de cacahuetes.
- **Soja:** soja y productos a base de soja, excepto el aceite y grasa de semilla de soja totalmente refinada, tocoferoles naturales mezclados, fitosteroles y ésteres de fitosterol derivados de aceites vegetales de soja, entre otros.

- **Leche:** leche y sus derivados incluida la lactosa, exceptuando el lactosuero utilizado para los destilados alcohólicos y el lactitol.
- **Frutos de cáscara:** como las almendras, avellanas, nueces, anacardos, pacanas, nueces de macadamia y productos derivados, exceptuando aquellos utilizados para hacer destilados alcohólicos.
- **Apio:** apio y productos derivados.
- **Mostaza:** mostaza y productos derivados.
- **Granos de sésamo:** granos de sésamo y productos a base de granos de sésamo.
- **Dióxido de azufre:** dióxido de azufre y sulfitos en concentraciones superiores a 10 mg/kg o 10 mg/l en términos de SO_2 total, para productos listos para el consumo o reconstituidos conforme a las instrucciones del fabricante.
- **Altramuces:** altramuces y productos a base de altramuces.
- **Moluscos:** moluscos y productos a base de moluscos.

Para reflejar dichos alérgenos en el etiquetado de los productos, de nuevo hay que hacer mención a la normativa, indicando de forma explícita en su artículo 21 los siguientes principios a imponer, diferenciando de forma especial entre aquellos productos etiquetados que incluyen o no lista de ingredientes.

Incluye lista de ingredientes
- Bajo la denominación "ingredientes" se presentará el listado de estos en orden decreciente de peso, según se incorporen en el momento de su uso para la fabricación, teniendo presente que, de tratarse de un producto o sustancia reconocida como alérgeno, se utilizará una composición tipográfica que la diferencie claramente del resto de la lista de ingredientes, por ejemplo: distinto tipo de letra, estilo o color.

No incluye lista de ingredientes
- Bajo la denominación "contiene" se describirá el tipo de alérgeno que incluye.

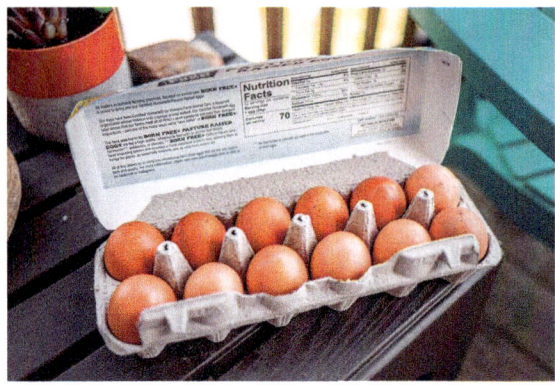

Recuerda que en los casos en los que la denominación del producto haga referencia clara a la sustancia o producto alérgeno no será necesario indicar dicha mención.

 ## ACTIVIDAD COMPLEMENTARIA

1. Busca información sobre la normativa complementaria en base a las exigencias sobre las necesidades de etiquetado de los productos comercializados. Analiza dicha normativa y expón algunas de las especificidades que indica.

- -

Elaboración de una tabla identificativa de platos con alérgenos

De forma generalizada la información sobre alérgenos en la oferta gastronómica (platos) de un establecimiento debe estar disponible para el consumidor, ocupando un lugar destacado, fácilmente visible, claramente legible y, en su caso, indeleble. En ningún caso dicha información quedará oculta o disimulada. A su vez, la información podrá facilitarse de forma oral, siempre y cuando:

> Pueda ser suministrada fácilmente y cuando sea solicitada, siempre antes de finalizar el acto de compra.

> La información esté registrada de forma escrita o electrónica en el establecimiento, teniendo fácil acceso tanto para el personal del establecimiento, los consumidores y las autoridades de control que lo soliciten.

Hay que tener presente que no en todos los casos el ingrediente, plato o elaboración culinaria dispuesta para el consumidor presenta etiqueta, ni atiende a una misma técnica de servicio y, por tanto, la declaración de alérgenos contempla una metodología propia que hace necesario diferenciar entre dos situaciones:

➲ **Elaboraciones o productos presentados para autoservicio:** las elaboraciones gastronómicas o platos dispuestos para el comensal en la modalidad autoservicio que incluyen alérgenos deberán indicar mediante carteles o rótulos la presencia de dichos alérgenos de forma clara, quedando dispuestos junto al producto de manera que el comensal o usuario pueda identificar cada uno antes de que finalice el ato de adquisición o compra.

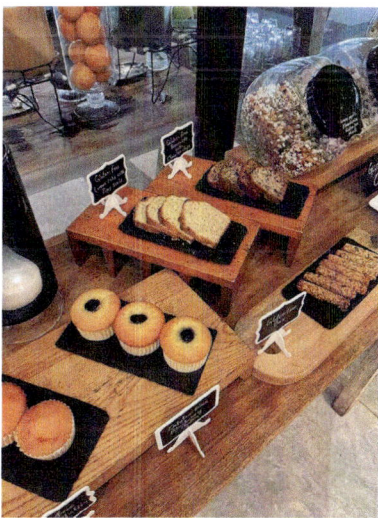

Los productos, alimentos o elaboraciones que incluyan alérgenos no identificables a simple vista deben ser declarados de forma clara.

➲ **Elaboraciones descritas o presentadas de forma gráfica:** la descripción de los platos deberá incluir información sobre la presencia de alérgenos. Dicha descripción deberá ser clara, pudiendo hacer uso de simbología o descripción gráfica, así como del uso de otros medios, siempre que estén accesibles para el consumidor.

En los casos en los que la información se muestre en pizarras o sistemas análogos, se debe garantizar su accesibilidad y visualización por parte del comensal, disponiéndose en tantas secciones como sea necesario.

Del mismo modo, podrá indicarse de forma alternativa que los consumidores pueden dirigirse al personal del establecimiento para obtener la información necesaria sobre sustancias o productos alérgenos, disponiendo para ello de un sistema que verifique la información solicitada y prestada.

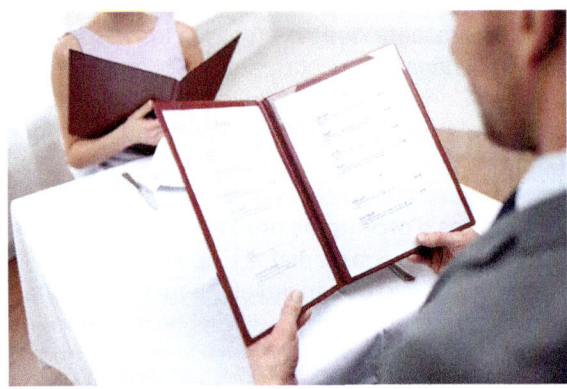

De optar por el uso de simbología propia para la identificación de alérgenos será necesario incluir su definición mediante una leyenda evitando posibles malentendidos.

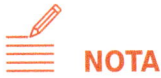

NOTA

El uso de dispositivos digitales permite incluir información específica de cada una de las elaboraciones, siendo un método muy recurrido en la actualidad.

- -

En ambos casos, está clara la necesidad de **describir una relación o tabla** en la que se expongan cada uno de los elementos o platos junto con la descripción de alérgenos que incluye, teniendo que recordar que no será necesario dicha identificación en aquellos casos en los que el alérgeno esté presente o sea identificado de forma clara, como, por ejemplo, puede suceder en la presentación de un plato de pescado o el servicio de unos langostinos.

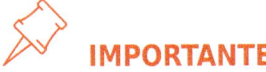

IMPORTANTE

En ningún caso la gestión relacionada con la identificación de los alérgenos supondrá un coste adicional para el consumidor.

- -

PARA SABER MÁS

Consulta la guía donde se lleva a cabo una descripción completa sobre las exigencias de información alimentaria de los alimentos que se presenten sin envasar para la venta al consumidor final y a las colectividades, de los envasados en los lugares de venta a petición del comprador y de los envasados por los titulares del comercio al por menor, accediendo desde aquí:

https://redirectoronline.com/hotr004po0103

 TAREA 1

Analizando la cartelería empleada para presentar el menú servido en la citada cena de honor a Antonio Gala en el restaurante Carmesí se observa lo siguiente:

En la descripción del plato de pescado, denominado: "Rodaballo con salsa crema, brotes de salicornia y huevo" se han utilizado tres símbolos para declarar la presencia de pescado, apio y huevo, ya que recuerda que la salsa incluía el apio como ingrediente.

Entre los aperitivos se incluyen las "tortillitas de camarones" y, dado que entre sus ingredientes se incluye el caldo o fumé de pescado, a dicha elaboración se le ha incluido un pequeño dibujo en el que indica que incluye pescado.

También hay un expositor con comida entre las que hay elaboraciones de todo tipo, estando atendido por un camarero que indica a los asistentes que las elaboraciones presentadas no incluyen ninguno de los 14 alérgenos de obligada declaración.

En base a los datos aportados en cada uno de los casos, ¿es correcta la identificación de alérgenos llevada a cabo?

Justifica tu respuesta.

3. Resumen

La identificación y gestión frente a la presentación de las sustancias o productos alérgenos en los alimentos se establece bajo el Reglamento (UE) n.º 1169/2011 y el Real Decreto 126/2015. La norma establece como obligatorio la declaración de los siguientes alérgenos:

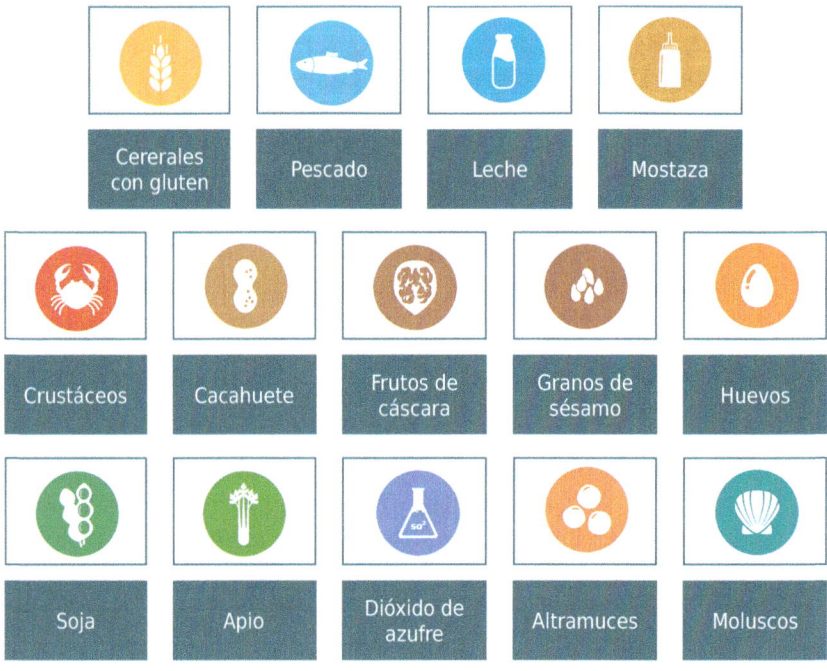

La identificación y declaración de dichos alérgenos se llevará a cabo tanto en productos comercializados previamente envasados, como los envasados por los titulares del comercio al por menor, los productos expuestos sin envasar y los envasados en los lugares de venta a petición del comprador. En todo caso, la declaración de alérgenos deberá quedar suficientemente clara, indicando la normativa que:

En productos etiquetados que incluyen lista de ingredientes
- Los alérgenos se declararán haciendo uso de una composición tipográfica que la diferencie claramente del resto de la lista de ingredientes.

Continúa en página siguiente >>

<< Viene de página anterior

En productos etiquetados sin lista de ingredientes
- Bajo la denominación "contiene" se describirá el tipo de alérgeno que incluye.

En elaboraciones o productos presentados para autoservicio
- Se utilizarán carteles o rótulos para describir de forma clara los alérgenos, siendo dispuestos junto al producto.

En elaboraciones descritas o presentadas de forma gráfica
- Se describirán los alérgenos de cada elaboración pudiendo hacer uso de símbolos, gráficos u otros sistemas siempre que se asegure que la información está accesible para el consumidor.

Ejercicios de autoevaluación
Unidad de Aprendizaje 1

1. **¿Cuáles son los datos que se deben incluir de forma obligatoria en el etiquetado de los productos o alimentos envasados en el punto de venta a petición del consumidor?**

   a. Denominación del alimento
   b. Alérgenos
   c. Modo de empleo si fuera necesario
   d. Todas las opciones son correctas.

2. **Si los productos son servidos y consumidos directamente en el punto de venta...**

   a. ... no requieren de la declaración de alérgenos.
   b. ... deben incluir una ficha identificativa con el número de lote.
   c. ... tendrán un consumo inmediato, conservando siempre su envase original.
   d. Todas las opciones son incorrectas.

3. **La indicación "alimento o producto apto para vegetarianos o veganos"...**

   a. ... es obligatoria siempre que exista lista de ingredientes y se trate de un producto vegetal.
   b. ... es información voluntaria que puede o no incluirse en el etiquetado de un producto envasado.
   c. ... es obligatoria en todo producto vegetal.
   d. ... indica que el producto envasado no ha sido sometido a tratamiento térmico.

4. **Un producto que incluya entre sus ingredientes "aceite y grasa de semilla de soja totalmente refinada"...**

   a. ... debe incluir en su descripción sobre alérgenos que incluye soja.
   b. ... no requiere indicar como alérgeno este ingrediente.
   c. ... debe ser complementado con fitosteroles y ésteres vegetales.
   d. Todas las opciones son incorrectas.

5. **¿Cuál o cuáles de las siguientes sustancias o productos no están reconocidas como alérgenos según la normativa vigente?**

     a. Los altramuces
     b. Los frutos de cáscara
     c. La mostaza
     d. Los cereales sin gluten

Manipulación de alimentos en establecimientos de hostelería y restauración

Contenido

Objetivos

El objetivo general de esta Unidad de Aprendizaje es:

→ Identificar los peligros alimentarios y actuar correctamente cuando se manipulan los alimentos en los establecimientos de restauración.

Los objetivos específicos de esta Unidad de Aprendizaje son:

→ Distinguir entre peligros físicos, químicos y biológicos.

→ Enumerar los tipos de contaminación (directa e indirecta).

→ Definir las principales toxiinfecciones alimentarias.

→ Mostrar enfermedades metabólicas y endocrinas asociadas a la dieta.

→ Determinar la temperatura correcta de alimentos perecederos y no perecederos, así como tratamientos térmicos asociados a la conservación.

→ Advertir de las actitudes y hábitos que todo manipulador de alimentos debe implantar y perseguir para asegurar su asepsia y la seguridad alimentaria.

→ Conceptuar el sistema APPCC, exponiendo sus objetivos, fases, ventajas e inconvenientes de implantación.

1. Introducción

Las tareas de manipulación de alimentos llevadas a cabo en los establecimientos de hostelería y restauración guardan una relación directa y de vital importancia para el aseguramiento de la calidad organoléptica e higiénico-sanitaria de los productos y/o alimentos ofrecidos, por lo que la formación en manipulación de alimentos se debe considerar un pilar fundamental, precisando profundizar no solo sobre aspectos relacionados con los peligros alimentarios, la identificación de las toxiinfecciones o la regulación de temperaturas de conservación de los distintos alimentos, sino también en la adquisición de conocimientos sobre aspectos asociados a las actitudes y hábitos de asepsia correctos y el seguimiento de sistemas de calidad como el APPCC o la trazabilidad.

A su vez, es necesario tener presente que no todos los usuarios o clientes tienen las mismas necesidades o exigencias alimentarias, por lo que conocer algunas de las principales enfermedades metabólicas y endocrinas también debe ser un aspecto que se debe tener presente en esta formación.

Cada uno de estos aspectos es conocido desde la gerencia del restaurante Carmesí, por lo que, en dicho establecimiento, anualmente, se desarrollan sesiones formativas sobre manipulación de alimentos para todos los integrantes del restaurante, actualizándose en base al desarrollo de nuevos procesos y posibles nuevas exigencias de normativa.

2. Definición e identificación de peligros alimentarios: higiene, alteración y fuentes de contaminación

 HILO CONDUCTOR

Para evitar la proliferación de microorganismos es necesario implantar un correcto flujo de trabajo, así como controlar y respetar la trazabilidad de los alimentos. Por ello, en el restaurante Carmesí, se imponen unos protocolos globales que pretenden eliminar cualquier alteración o contaminación, ya sea directa o indirecta, suponiendo un peligro biológico, físico o químico.

Un alimento en sí mismo puede suponer un riesgo o peligro para el consumidor, asociándole, por su propia naturaleza, propiedades alergénicas, toxicológicas, de digestibilidad o nutricionales adversas. No obstante, no son los únicos peligros a tener presentes en los alimentos, ya que también pueden verse alterados y/o contaminados por la acción del manipulador durante alguna de las fases por las que pasa hasta llegar al consumidor final, convirtiéndose en un peligro. Minimizar estos peligros es fundamental y, por tanto, es necesario implantar una correcta manipulación en cada uno de los procesos a los que se vea sometido el alimento o producto.

2.1. Higiene

El concepto de higiene en torno a la gestión alimentaria persigue el desarrollo y la puesta a disposición del consumidor de alimentos que permitan o contribuyan a la conservación de su salud y la prevención de enfermedades, lo que requiere contar con la implantación de un sistema que asegure las medidas y condiciones necesarias para controlar los peligros y garantizar la inocuidad del producto alimenticio para el consumo humano.

La implantación de una correcta higiene alimentaria viene reflejada por normativa y diferencia entre las medidas a aplicar en la producción primaria y las llevadas a cabo en las fases de producción, transformación y distribución. Dichas medidas higiénicas son:

- **Higiene en la producción primaria:** las disposiciones generales de higiene en la producción primaria se fundamentan en el cumplimiento de los siguientes principios:

  - Tomar medidas que garanticen que los productos están protegidos contra cualquier foco de contaminación.
  - Control de contaminantes, mediante la imposición de medidas de limpieza y desinfección, uso autorizado de aguas y tratamientos biocidas y fitosanitarios en su caso.
  - Formación correcta y suficiente del personal implicado en los procesos.
  - Implantación de registros suficientes que garanticen un control exhaustivo sobre las medidas implantadas.

- **Higiene en fases de producción, transformación y distribución:** todo operador relacionado con las fases de producción, transformación y distribución de alimentos deberá tener presente el cumplimiento de los siguientes principios a fin de asegurar la higiene de los productos:

- Los locales, así como elementos o medios de distribución y equipos deben conservarse limpios y en buen estado de mantenimiento, así como contar con una disposición y diseño que faciliten la limpieza y desinfección, eviten la acumulación de suciedad.
- Implantar flujos de trabajo que garanticen la no contaminación de los productos manipulados, así como que sirvan para facilitar las gestiones de limpieza y desinfección.

 PARA SABER MÁS

Puedes consultar la normativa relativa a la higiene de los productos alimenticios, donde podrás ver en detalle cada uno de los parámetros y conceptos a implantar según tu actividad, accediendo desde aquí:

https://redirectoronline.com/hotr004po0201

2.2. Alteraciones y fuentes de contaminación

Es importante diferenciar entre los conceptos de **contaminación** y **alteración,** especificándose lo siguiente:

Alteración	Contaminación
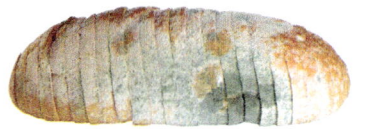	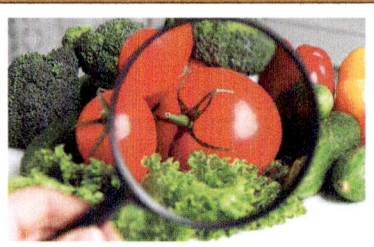
- La alteración de un alimento se produce por causas naturales: físicas, químicas, biológicas o derivadas de un tratamiento inadecuado que lo deteriore. El alimento verá afectadas sus propiedades organolépticas (color, sabor, textura, olor, etc.) y su valor nutritivo, pudiendo llegar a ser no apto para el consumo.	- La contaminación de un alimento se asocia a la incorporación de un elemento de tipo biológico, químico o físico a un alimento. Dicho elemento no forma parte del mismo y tiene la capacidad de causar una enfermedad a quien lo consuma.

Tanto los procesos de alteración como los de contaminación, asociados a los alimentos pueden producirse de forma directa o indirecta, es decir:

- **Contaminación directa:** se produce al entrar en contacto un elemento contaminado con el alimento de forma directa. Por lo que se deben seguir pautas correctas por parte de los manipuladores, incluyendo la implantación de correctas medidas higiénicas, evitando alteraciones que puedan ser producidas por una mala manipulación y, debido a ella, los alimentos manipulados puedan llegar a no ser aptos para el consumo.
Por ejemplo, manipulador de alimentos que realiza sus funciones con una herida infectada entrando en contacto con el alimento.
Manipulador que estornuda o tose y que expulsa unas gotitas de saliva que caen sobre el alimento.

- **Contaminación indirecta:** se produce cuando un elemento contaminante pasa al alimento sin que este tenga un contacto directo con el elemento contaminante. Este tipo de contaminación permite diferenciar la siguiente casuística:

  - **Contaminación entre alimentos.** Se puede relacionar con una incorrecta manipulación o conservación, entrando en contacto alimentos cocinados y crudos.
  - **Contaminación entre alimentos y superficies.** La inadecuada limpieza y desinfección de una superficie de trabajo puede convertirse en el trasmisor de contaminantes.

◑ **Contaminación cruzada.** Se debe evitar el cruce de alimentos o elaboraciones con residuos, alimentos de distinta naturaleza o incluso con distinto nivel de procesado.

Por ejemplo, la tabla de corte o utensilio de corte con restos de carne es utilizada para cortar otro producto de distinta naturaleza o en distinto nivel de procesado.

Tanto la alteración como la contaminación del alimento supondrá un peligro para el consumidor, por lo que es importante darlos a conocer, diferenciándose entre los siguientes:

➲ **Peligro físico:** pueden llegar a los alimentos en cualquier fase de su producción. Se relaciona con la aparición de un cuerpo extraño en un producto, como, por ejemplo, trozos de cristal, madera, restos de metal o plástico, así como cualquier otro elemento ajeno al alimento. Estos elementos pueden ser afilados y producir heridas, duros y producir daños dentales o incluso obstruir las vías respiratorias y producir asfixia.

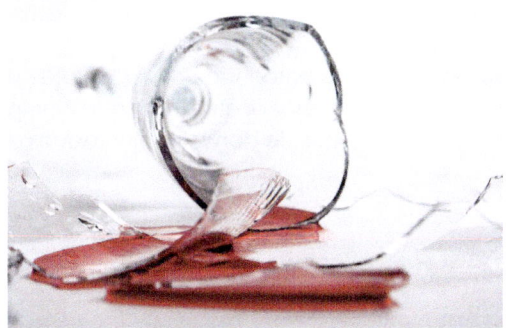

La fragilidad del vidrio hace que sea una de las fuentes de contaminación física más comunes, sin olvidar otras como el metal o la madera.

➲ **Peligro químico:** se relaciona con la aparición de restos de sustancias o compuestos químicos como pesticidas, metales pesados, etc. Puede ocurrir en cualquier etapa del proceso de producción. Los efectos en el consumo pueden ser a largo plazo. En este grupo se incluyen como más importantes y evidentes como los siguientes ejemplos: productos de limpieza, plaguicidas, metales tóxicos, nitratos, nitritos y nitrosaminas, residuos veterinarios, aditivos químicos, acrilamida, etc.

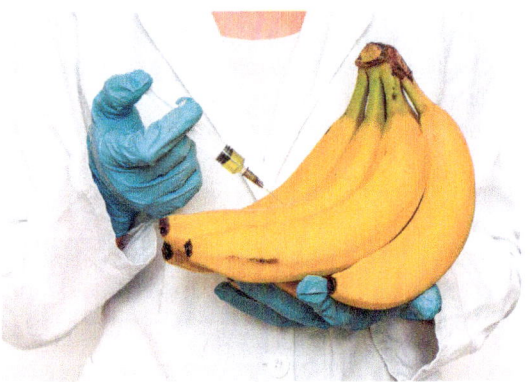

El uso de aditivos químicos, nitratos, nitritos y nitrosamidas, dioxinas, etc. pueden suponer un peligro químico para el consumidor, por ello la importancia de su legislación.

○ **Peligro biológico:** se diferencian entre los peligros macrobiológicos y aquellos asociados a microorganismos patógenos.

Los **macrobiológicos** se relacionan con la presencia de moscas o insectos, que pueden ser portadores de microorganismos patógenos e introducirlos en los alimentos.

Los **microorganismos** patógenos o productores de enfermedades se relacionan con gérmenes y bacterias, siendo ejemplo: *shigella dysenteriae, bacillus cereus,* virus de Norwalk, micotoxinas como la patulina, etc.

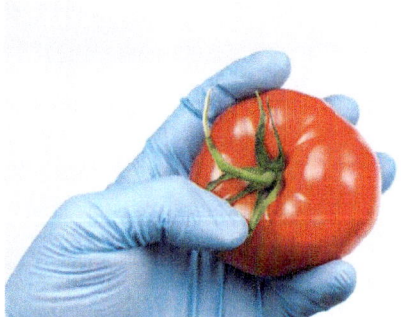

Recuerda que los microorganismos patógenos presentes en un alimento no tienen por qué verse reflejados en el alimento.

3. Explicación de toxiinfecciones alimentarias: brucelosis, triquinosis, anisakidosis, hidatidosis

☞ HILO CONDUCTOR

En el restaurante Carmesí se establece de forma protocolaria la necesidad de lavado y desinfección de las verduras y hortalizas servidas crudas a fin de evitar posibles toxiinfecciones alimentarias como por ejemplo la hidatidosis. Del mismo modo, todos los pescados y cefalópodos que no van a ser servidos con un tratamiento térmico que supere los 70 °C, son previamente congelados a -18 °C durante, al menos, 24 horas.

La Organización de las Naciones Unidas para la Alimentación y la Agricultura (FAO) define las **enfermedades de transmisión alimentarias** como aquellas atribuidas a un alimento específico, a una sustancia que se le ha incorporado o a su contaminación a través de recipientes, mientras se prepara o distribuye. Dichas enfermedades pueden clasificarse diferenciando entre: **infecciones alimentarias, intoxicaciones y toxiinfecciones alimentarias,** siendo estas últimas las originadas por la presencia en los alimentos de gérmenes patógenos que, además de reproducirse, producen toxinas.

Pese a que, de forma general, se llama **toxiinfecciones alimentarias** a todo el conjunto de enfermedades de transmisión alimentaria, a continuación, se detallan las más significativas, teniendo en cuenta el número de casos surgidos y la gravedad mostrada en el individuo.

- ➲ **Brucelosis:** enfermedad bacteriana asociada al ganado ovino, caprino, porcino y vacuno, contraída por los humanos por contacto con estas especies animales infectadas o consumo de su carne, leche o quesos no pasteurizados o tratados térmicamente de forma adecuada.
- ➲ **Triquinosis:** enfermedad parasitaria que afecta a animales y humanos convirtiéndose en hospedadores. La enfermedad se transmite de modo accidental por el consumo de carnes o productos cárnicos crudos o insuficientemente cocinados procedentes de animales infectados (principalmente cerdo o jabalí).
- ➲ **Anisakidosis:** enfermedad parasitaria asociada al consumo de pescados y cefalópodos, que incluyen larvas de esta familia de parásitos. De forma común, estar larvas habitan en el estómago de mamíferos

marinos y pueden ser desactivadas sometiendo al producto a un tratamiento térmico adecuado, como puede ser el uso de temperaturas superiores a 70 °C o la congelación, llegando al centro del producto durante al menos 24 horas a -18 °C.

- **Hidatidosis:** enfermedad parasitaria provocada por cestodos del género *Echinococcus*. Su transmisión en humanos se relaciona con el ganado ovino y caprino, animales silvestres como los roedores, los cánidos silvestres y el perro. Su transmisión en humanos se asocia con el consumo de alimentos contaminados por heces procedentes de hospedadores definitivos infestados.

 PARA SABER MÁS

Puedes consultar la descripción de las enfermedades asociadas a los animales facilitada por el Ministerio de Agricultura, Pesca y Alimentación, pudiendo profundizar en cada una de las ya citadas y describir otras como la salmonella, accediendo desde aquí:

https://redirectoronline.com/hotr004po0202

 TAREA 2

Para complacer al público infantil, en el restaurante Carmesí, se ofrece como producto estrella para los niños los *fingers* de pescado. Se caracterizan por estar realizados de pescado blanco fresco, limpio de piel y espinas, sometido a empanado (harina, huevo y pan rallado).

Este producto puede verse afectado por distintas fuentes de contaminación o peligros, así como tipos de contaminación, debido a sus características y

Continúa en página siguiente >>

<< Viene de página anterior

necesidades de manipulación. Identifica cuál o cuáles pueden ser estos tipos de contaminación, para, a continuación, describir cómo evitarlas, presentando finalmente los riesgos que suponen dichas contaminaciones en los consumidores.

Justifica tu respuesta.

---

4. Listado de enfermedades metabólicas y endocrinas asociadas a la dieta

 HILO CONDUCTOR

Durante los procesos de reserva llevados a cabo en torno a la organización de la ya citada cena de honor organizada en el restaurante Carmesí, varios asistentes comunican algunas restricciones alimentarias asociadas a patologías o enfermedades propias como la diabetes, el colesterol o la hipertensión. Desde el equipo de cocina y sala se pondrán a trabajar en ello, ya que deberán adaptar el menú a dichas restricciones.

La prestación de un servicio u oferta gastronómica hace que, en ocasiones, sea necesario cubrir peticiones especiales asociadas a patologías médicas como pueden ser: la obesidad, la diabetes, las dislipemias o la hipertensión arterial.

Dichas patologías, reconocidas como enfermedades metabólicas y endocrinas, se relacionan con pautas alimentarias específicas, por lo que, a continuación, detallamos cada una de ellas.

- **Obesidad:** la dieta asociada a esta enfermedad debe contemplar el uso abundante de frutas y verduras, tanto crudas como cocinadas, así como el uso de productos lácteos desnatados y cereales integrales. Las carnes y pescados serán magros, es decir pescado y carnes blancas, cocinadas al vapor, plancha u horno. En cierta medida, será importante la disminución del contenido en sal en las elaboraciones, así como evitar las bebidas azucaradas y con alcohol.

⇨ **Diabetes:** la dieta asociada a esta enfermedad debe contemplar el seguimiento de una dieta saludable, es decir, podrá ofrecerse cualquier tipo de alimento teniendo en cuenta las necesidades nutricionales del individuo, así como perseguir y cumplir los siguientes principios:

- No tomar bebidas azucaradas.
- Apostar por alimentos cuyos hidratos de carbono sean complejos, siendo ejemplo: verduras, frutas, cereales integrales, arroz y legumbres.
- Consumo preferible de grasas monoinsaturadas, es decir, grasas provenientes del aceite de oliva virgen extra, frutos secos, aguacate, etc. y grasas ricas en omega 3 como las asociadas a productos de la mar como el atún, la sardina o el salmón.

⇨ **Dislipemias:** este concepto hace referencia a los niveles de colesterol y triglicéridos, siendo necesaria la implantación de un control en aquellos casos en los que los niveles sean altos. De forma generalizada para hacer frente a esta patología es fundamental implantar una alimentación basada en los siguientes principios:

- Consumo de productos con hidratos de carbono complejos como pueden ser las legumbres.
- Apostar por el consumo de verduras, frutas y pescados.
- Limitar el consumo de yema de huevo, quesos grasos y carnes rojas.
- Evitar el consumo de bollería industrial y embutidos.
- Minimizar el consumo de bebidas azucaradas y alimentos preparados con azúcar.
- Apostar por el uso de productos lácteos bajos en grasa.
- Facilitar el consumo de pescado azul.

⇨ **Hipertensión:** indica que se tiene un nivel alto en la presión arterial, lo que hace necesario que la alimentación a imponer persiga los siguientes principios:

- Minimizar el consumo de sal, grasas saturadas y grasas trans.
- Apostar por la ingesta de frutas y hortalizas, así como de cereales ricos en fibra soluble.
- Evitar el consumo de bebidas alcohólicas.
- Los productos lácteos serán bajos en grasas.
- Como sistemas de cocinado, se indica como adecuados el asado a la parrilla o plancha, hervir y hornear.
- Evitar el aliño o aderezo rico en grasas.

5. Identificación de las temperaturas de almacenamiento: alimentos perecederos y no perecederos (tratamiento térmico)

☞ **HILO CONDUCTOR**

Algunas de las preparaciones a servir en la cena de honor a Antonio Gala en el restaurante Carmesí requieren de una importante previsión. No obstante, la dotación de cámaras de refrigeración y congelación, abatidores de temperatura y sistemas de regeneración hace que no haya ningún problema, facilitando a cada producto el tratamiento y temperatura requerida.

Uno de los parámetros a controlar para contribuir con una correcta manipulación y conservación de los alimentos se relaciona con la aplicación de una temperatura adecuada, a fin de alargar la vida útil del producto que se debe conservar y minimizar los posibles cambios o alteraciones en las características organolépticas del producto tratado.

El rango de temperaturas de conservación a imponer se relaciona con el tipo de producto y estado de conservación, diferenciando de forma principal entre los productos perecederos y no perecederos, siendo la cantidad de agua y nutrientes los factores determinantes en su clasificación.

⮑ **Alimentos perecederos:** son aquellos que requieren una temperatura de refrigeración o congelación con rangos que van desde los -25 °C hasta los 6 y 8 °C, pudiendo aumentar este rango tanto de forma negativa como positiva en función del tipo de alimento y sus necesidades de contaminación. Al mismo tiempo, este sistema de conservación también contempla la regulación de la humedad, estableciéndose como correcta la impuesta en torno al 95-100 %; no obstante, se deberá considerar el tipo de producto a conservar, siendo temperaturas indicadas y ejemplarizantes las siguientes:

Alimento	Temperatura de refrigeración / congelación
Frutas y verduras frescas	Temperatura de entre 6 y 8 °C
Frutas y vegetales cortados o pelados, zumos no pasteurizados	Temperatura igual o inferior a 4 °C
Carne de ungulados domésticos y de caza mayor silvestre o de cría, excepto ratites	Temperatura igual o inferior a 7 °C
Despojos de ungulados domésticos, de caza de cría y silvestre, de aves de corral y de lagomorfos	Temperatura igual o inferior a 4 °C
Carne de aves de corral, de lagomorfos, de caza menor silvestre y de ratites	Temperatura igual o inferior a 4 °C
Preparados de carne	Temperatura igual o inferior a 4 °C
Productos lácteos	Temperatura igual o inferior a 4 °C
Productos de pastelería rellenos (salvo que sean estables a temperatura ambiente)	Temperatura igual o inferior a 4 °C
Comidas preparadas refrigeradas	Temperatura igual o inferior a 4 °C
Alimentos y comidas preparadas congeladas y ultracongeladas	Temperatura igual o inferior a -18 °C.

⊃ **Alimentos no perecederos:** son aquellos que no requieren temperaturas de refrigeración para su conservación. Bastará con imponer una temperatura ambiente en torno a los 21 - 25 °C y humedad entre 65 y 75 %.

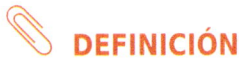

DEFINICIÓN

Lagomorfos
Se trata de animales como el conejo o la liebre.

Ratites
Se trata de aves que no tiene capacidad para volar, como por ejemplo el avestruz.

- -

El control de temperaturas asociado a la conservación de los alimentos también hace referencia a los tratamientos térmicos relacionados con la neutralización de las bacterias o microorganismos. Estas temperaturas, asociadas a los procesos de pasteurización, esterilización, uperización, también tienen tiempos y temperaturas concretas, diferenciando entre:

Esterilización	- El producto tratado se somete a una temperatura de entre 115 y 127 °C, requiriéndose distintos tiempos de exposición.
Pasteurización	- El producto tratado (normalmente líquido) se somete a una temperatura de 72 °C durante 15-20 segundos, enfriando rápidamente a 4 °C.
Uperización	- El producto tratado se somete a una temperatura de 150 °C mediante la inyección de vapor durante 1 o 2 segundos, enfriando rápidamente a 4 °C.

NOTA

Es importante recordar que la temperatura de proliferación de bacterias se relaciona con rangos que van desde los 5 °C a los 65 °C, siendo la temperatura comprendida entre 20 y 40 °C la que presenta un mayor riesgo, por ello, la importancia de su evaluación como punto de control crítico.

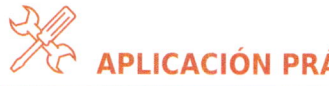

APLICACIÓN PRÁCTICA

El registro de temperaturas llevado a cabo en el restaurante Carmesí, permite observar las siguientes anotaciones:

- **Cámara de frutas y verduras: 2 °C**
- **Cámara de congelación: -15 °C**
- **Cámara de pescados frescos -8 °C**
- **Cámara de comidas preparadas refrigeradas: 12 °C**
- **Cámara destinada a los productos de pastelería y lácteos: 3 °C**

Identifica cuál de los registros dados es identificado como correcto.

Continúa en página siguiente >>

<< Viene de página anterior

Solución

La conservación de los productos de pastelería y productos lácteos reconoce como correcta una temperatura menor a 4 °C y, por tanto, el registro indicado es correcto. El resto de cámaras de refrigeración indican temperaturas inadecuadas para la correcta conservación, ya que, para las cámaras de frutas y verduras, se indica como correcta una temperatura de entre 6 y 8 °C. Para la congelación, la temperatura debe ser inferior a los -18 °C. Del mismo modo, la temperatura ofrecida por la cámara de pescados y comidas preparadas es irregular, debiendo mostrar, en el primer caso, una temperatura de entre 0 y 4 °C y, en segundo caso, una temperatura igual o inferior a 4 °C.

---

6. Adquisición de actitudes y hábitos correctos en la manipulación de alimentos: el papel de los manipuladores en la seguridad alimentaria

👉 HILO CONDUCTOR

Anualmente, en el restaurante Carmesí se llevan a cabo unas jornadas formativas en las que se recuerda e informa a nuevos integrantes de la importancia de una correcta manipulación de los alimentos, describiéndole cada una de las actitudes y hábitos que debe integrar en su día a día en relación a su labor.

Recuerda que el manipulador de alimentos es toda aquella persona que tiene contacto directo con los alimentos durante alguna de las etapas por las que estos pasan: preparación, fabricación, transformación, elaboración, envasado, almacenamiento, transporte, distribución, manipulación, venta, suministro y servicio de productos alimenticios al consumidor, siendo un importante foco de contaminación, ya que en el cuerpo humano viven muchos microorganismos que pueden causar enfermedades si pasan al alimento. Por ello, es fundamental conocer cada uno de los aspectos relacionados con las actitudes y hábitos del manipulador de alimentos, presentándose a continuación.

⊃ **Asepsia: manos, boca, nariz, pelo, piel, ojos y órganos excretores:** el concepto de asepsia hace referencia a la **ausencia de infección;** paradigma pretendido a favor de evitar cualquier tipo de contaminación, lo que implica un control exhaustivo de las acciones de todo manipulador de alimentos. En base a esta necesidad, es fundamental la higiene de manos, boca, nariz, pelo, ojos y órganos excretores, por considerarse medios de contaminación directa, pudiendo provocar enfermedades de transmisión alimentaria.

Algunas de las acciones son:

◗ Lavarse las manos siempre que acceda al área de preparación de alimentos, así como antes de utilizar un equipo o manipular cualquier alimento después de usar el baño, después de comer o sonarse la nariz, cambiar de actividad en el área de trabajo y entre la manipulación de alimentos crudos y cocinados.

◗ Mantener una adecuada higiene de boca, nariz, pelo, piel, ojos y órganos excretores, siendo fuente de contaminación debido a las bacterias que incluyen de forma natural.

◗ No estornudar o toser sobre los alimentos y hacer siempre uso de un pañuelo, a ser posible desechable.

◗ Mantener una adecuada limpieza de dientes, lengua y encías por considerarse un importante foco de microorganismos.

◗ Aseo y lavado diario de la piel es fundamental retirando la acumulación de sudor, grasa y células muertas, dado que suponen un medio adecuado para el desarrollo de microorganismos.

◗ El pelo, además de limpio, debe estar recogido.

◗ Evitar frotar o tocar los ojos, dado que estos pueden contener microorganismos, sobre todo si padeces alguna infección.

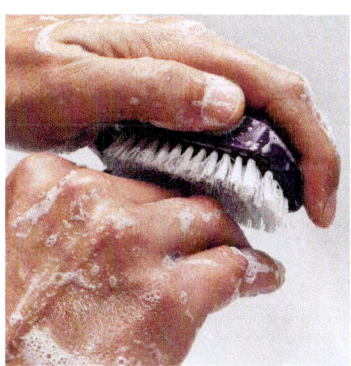

Para que un lavado de manos sea efectivo se requiere el uso de jabón y agua caliente, un frotado intenso por la palma, reverso de las manos y entre los dedos, así como antebrazo, incluyendo, además, el uso de cepillo de uñas.

⊃ **Indumentaria de trabajo:** debe ser de uso exclusivo para este fin, no pudiéndose trabajar con ropa de uso común o calle. Se deberá mantener limpia, lavándose con una frecuencia adecuada que garantice su asepsia.

Elementos como el cubrecabeza, mandil o peto, batas y protectores térmicos, deberán mantener los mismos requerimientos de limpieza y lavado que el resto de elementos, al igual que el calzado que, además, de estar limpio y ser de uso exclusivo, deberá evitar riesgos de resbalones.

⊃ **Actitudes y hábitos (comer, fumar, toser o estornudar):** el manipulador de alimentos es el que mayor importancia tiene a la hora de transmitir riesgos, por lo que debe manifestar hábitos higiénicos responsables y adecuados, quedando totalmente prohibido durante la manipulación de alimentos: comer o mascar chicle y, por supuesto, fumar. Deberá evitarse, en la medida de lo posible, sonarse la nariz o estornudar, anteponiendo en todo momento una barrera entre el alimento y la acción, siendo común el uso de pañuelos desechables, acompañándose siempre con un lavado efectivo de manos tras la acción. A la vez, es necesario minimizar e incluso evitar: refregar, frotar o rascar la piel y/o pelo, así como tocar los oídos y orejas.

Finalmente, indicar que estará prohibido llevar puestos efectos personales como anillos, pulseras, relojes y otros objetos, ya que estos pueden actuar como transmisores de partículas y suciedad con su correspondiente carga de microorganismos.

⊃ **Salud del manipulador:** como manipulador de alimentos se deberá comunicar a tu superior cualquier información en torno a irregularidades en su salud, debiendo ser consciente de las consecuencias negativas que supone una posible contaminación relacionada con tus acciones.

Ante posibles heridas, rasguños, quemaduras y abscesos, se debe imponer un tratamiento y cuidado extremo evitando, en todo caso, que se produzca contacto y contaminación. Para ello, se debe asegurar el aislamiento de la herida con respecto al producto manipulado, evitando así tanto la contaminación del producto manipulado como la infección del manipulador.

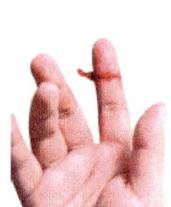 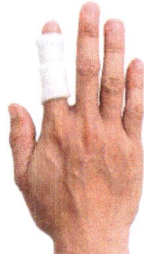 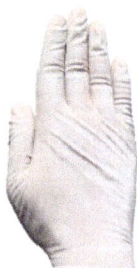

Frente a una herida se debe realizar un lavado y desinfección adecuados y proporcionales a la misma, cubrir con material clínico que proteja y aísle del exterior, siendo habitual en el caso de heridas en dedos y manos el uso complementario de guantes de vinilo o látex, evitando que se mojen.

IMPORTANTE

La normativa vigente establece la necesidad de disponer de **comidas testigo** que representen las diferentes comidas preparadas y servidas en el establecimiento, a fin de posibilitar la realización de los estudios epidemiológicos que, en su caso, sean necesarios, como, por ejemplo, en comidas preparadas para el servicio de más de 40 personas.

---

7. Explicación del sistema de análisis de peligros y puntos críticos de control: objetivos, fases, ventajas e inconvenientes

 HILO CONDUCTOR

El registro de temperaturas de cámaras de refrigeración y cuartos fríos, el control de la trazabilidad, la rotación de *stock* o el desarrollo y seguimiento de las prácticas correctas de limpieza y desinfección, son elementos contemplados por el personal del restaurante Carmesí, contribuyendo todo ello a la implantación y seguimiento del sistema APPCC que permite evaluar cada uno de los peligros y puntos críticos de control asociado a cada proceso.

La necesidad de obtener alimentos y preparaciones aptas e inocuas de consumo obteniendo el máximo aprovechamiento y minimizando el tiempo empleado para su obtención, hacen necesaria la implantación de un sistema regido por un código de buenas prácticas acorde al tipo de alimento y a sus características.

La normativa vigente a nivel mundial recalca la necesidad de aplicar buenas prácticas de higiene en las empresas alimentarias, así como la obligación de implantar sistemas de autocontrol basados en el sistema de análisis de peligros y puntos de control críticos (APPCC), por lo que, a continuación, se presentarán las notas más destacadas sobre los objetivos, fases, ventajas e inconvenientes de dicho sistema.

⊃ **Objetivos:** el sistema APPCC es reconocido a nivel mundial como el método más eficaz para garantizar la seguridad alimentaria, siendo un sistema preventivo que permite de forma sistemática identificar, evaluar y controlar los peligros que, en cada uno de los eslabones de la cadena alimentaria, puedan afectar de una u otra manera a la inocuidad de los alimentos, basándose en siete principios básicos que se resumen en identificar y analizar los peligros, determinar los puntos de control crítico y establecer parámetros y procedimientos de control para adaptar medidas correctoras en caso necesario. De forma esquemática, dichos principios son los siguientes:

1. Identificar y analizar peligros.
2. Establecer parámetros de control para cada punto de control crítico.
3. Implantar un sistema de registro.
4. Determinar puntos de control crítico.
5. Establecer un sistema de vigilancia para cada punto de control crítico.
6. Establecer procesos de verificación periódicos.
7. Implantar medidas correctoras.

⊃ **Fases:** para desarrollar la implantación del sistema APPCC y cumplir con los siete principios ya indicados, es necesario diferenciar once pasos, siendo:

1. Formación del equipo de trabajo.
2. Descripción de los productos e identificación del uso al que se va a destinar.
3. Elaboración del diagrama de flujo.
4. Verificación *in situ* del diagrama de flujo.
5. Identificación de peligros.
6. Determinación de los PCC.
7. Establecer límites para cada PCC.
8. Establecer sistema de vigilancia para cada PCC.
9. Adopción de medidas correctoras.
10. Establecer sistema de verificación.
11. Establecer sistema de documentación y registro.

⊃ **Ventajas:** la implantación del sistema APPCC ofrece ventajas sobre el operador o empresa alimentaria, los consumidores y las autoridades sanitarias competentes, destacando en cada caso las siguientes:

⟳ Operador de empresa alimentaria

⇕ Permite una mejor gestión de la empresa.
⇕ Garantiza la aplicación de la legislación vigente.

- Reduce, previene e incluso elimina algunos de los peligros asociados a la actividad de producción.
- Agiliza la comunicación interna y externa, posibilitando una actuación eficaz frente a posibles incidencias.
- Aumenta la confianza del consumidor y, por tanto, las ventas.
- Asegura el mismo sabor, color, olor y nutrientes, en base a un sistema productivo.
- Favorece el comercio internacional al aumentar la confianza en la inocuidad de los alimentos.
- Identifica productos no aptos y no conformes antes de que estos lleguen a convertirse en producto final, lo que implica una disminución en el coste.

◑ Consumidores

- Aumenta la confianza hacia el producto comercializado.
- Refuerza su interés como consumidor en torno a la protección de su salud.

◑ Autoridad sanitaria competente

- Agiliza el control oficial correspondiente a la actividad de la empresa.
- Ante posibles crisis, mejora la eficacia en la toma de decisiones para enfrentarse al problema.

➲ **Inconvenientes:** en cuanto a los inconvenientes o barreras que pueden limitar o evitar la efectividad de implantación y seguimiento del sistema APPCC, es importante destacar las siguientes:

◑ Requiere que el personal de la empresa reciba una formación adecuada, así como de personal capaz de adquirir los conceptos y metodología de implantación y seguimiento.

◑ En ocasiones, el sistema APPCC no se lleva a cabo a pie de obra, lo que hace que el proyecto sea un fracaso, siendo simplemente figurativo y no de aplicación en el día a día.

◑ Necesita una continua actualización frente a los posibles cambios realizados en la actividad empresarial.

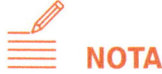

NOTA

Hay que destacar que, de forma generalizada, el sistema APPCC es un sistema preventivo que garantiza alimentos seguros, pudiendo ser adaptado a cualquier tamaño de empresa y cualquier proceso, siendo flexible a posibles cambios.

PARA SABER MÁS

Podrás descargar una guía en la que se indican las directrices para el diseño, implantación y mantenimiento de un sistema APPCC, accediendo desde aquí:

https://redirectoronline.com/hotr004po0203

8. Resumen

Un alimento o producto de calidad requiere asegurar tanto las mejores características organolépticas como su seguridad higiénico-sanitaria, para ello, es necesario implantar un sistema que asegure las medidas y condiciones necesarias para controlar los peligros y garantizar la inocuidad.

La alteración o contaminación de un producto puede relacionarse con una contaminación directa o indirecta, afectando sobre ellos:

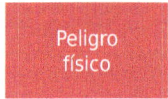

Peligro físico

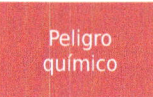

Peligro químico

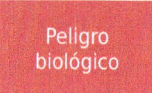

Peligro biológico

En torno a las denominadas toxiinfecciones alimentarias, reconocidas como peligro biológico, es necesario conocer algunas de las principales, como son:

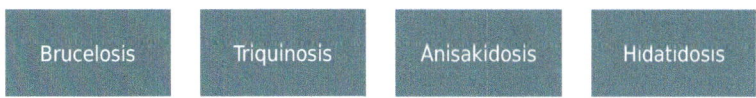

Cada una de estas toxiinfecciones deben ser evitadas y, para ello, la labor del manipulador de alimentos es fundamental. A su vez, conocer los principios a implantar frente a las necesidades alimentarias de los usuarios con enfermedades metabólicas y endocrinas, muestra dedicación y profesionalidad, a la vez que garantiza la selección correcta de menús o dietas a ofrecer.

Conservar y mantener las características y calidad de los alimentos y productos manipulados requiere un exhaustivo control de tiempos y temperaturas, para ello, es preciso diferenciar de primera mano entre las necesidades propias de los alimentos perecederos y no perecederos, así como, conocer los tratamientos de conservación óptimos, de entre los que destaca la esterilización, la pasteurización y la uperización.

Finalmente, hay que tener presente que el manipulador de alimentos es el principal motor de contaminación de los alimentos, por lo que sus hábitos y actitudes frente al desarrollo de su actividad son fundamentales. Por ello, hay que tomar conciencia en relación con:

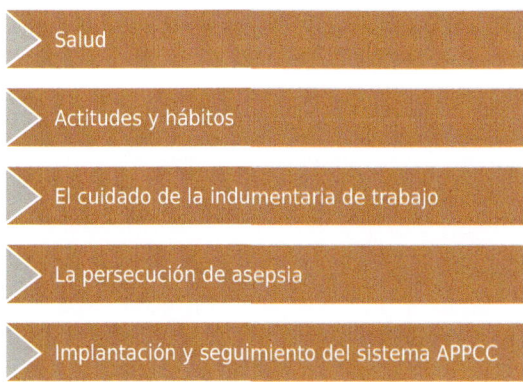

Ejercicios de autoevaluación
Unidad de Aprendizaje 2

1. Indica cuál es la afirmación correcta.

    a. La higiene es un factor determinante en las fases de producción y/o transformación, no siendo considerada en la producción primaria.

    b. El manipulador de alimentos no se considera fuente de contaminación de los alimentos.

    c. La implantación de una correcta higiene alimentaria viene reflejada por normativa y diferencia entre las medidas a aplicar en la producción primaria y las llevadas a cabo en las fases de producción, transformación y distribución.

    d. Todas las opciones son correctas.

2. La alteración de un alimento o producto...

    a. ... puede asociarse a causas físicas, químicas o biológicas.

    b. ... no afectará a las características de color o sabor del producto.

    c. ... desprenderá, en todo caso, un olor putrefacto.

    d. ... no altera su calidad, pudiendo, en todo caso, ser apto para consumo.

3. Los restos de cristal, madera o metal en un alimento, se relacionan con un peligro...

    a. ... físico.

    b. ... químico.

    c. ... biológico.

    d. ... intencionado.

4. La brucelosis es una enfermedad bacteriana asociada a:

    a. Ganado ovino

    b. Ganado caprino

    c. Ganado porcino y vacuno

    d. Todas las opciones son correctas.

5. Para el almacenamiento de la carne picada en refrigeración, se indica como temperatura adecuada la igual o inferior a:

    a. 0 °C
    b. 2 °C
    c. 4 °C
    d. 6 °C

Glosario

Acrilamida
Sustancia química obtenida de forma natural en alimentos que contienen almidón durante el cocinado a altas temperaturas.

Aderezo
Condimento representado por un conjunto de ingredientes que se usan para sazonar las comidas.

Alérgeno
Sustancia que crea o induce una reacción alérgica en un organismo.

Asepsia
Ausencia de materia séptica, estado libre de infección.

Autoservicio
Sistema de venta en el que se disponen los artículos al alcance del comprador, el cual va tomando los que le interesan.

Biocida
Producto que destruye seres vivos como bacterias, virus, particularmente los perjudiciales para el ser humano.

Cartelería
Conjunto de carteles en los que se incluyen inscripciones o figuras.

Coadyuvante tecnológico
Sustancia que se incorpora en el proceso de elaboración de los alimentos para conseguir un fin tecnológico.

Delivery
Servicio de comida a domicilio.

Diagrama de flujo
Representación gráfica de un proceso.

Dióxido de azufre
Sustancia con propiedades conservantes, antioxidantes, antifúngicas y antimicrobianas.

Indeleble
Que no se puede borrar o quitar.

Intolerancia alimentaria
Reacción adversa del organismo producida por la ingesta de determinados alimentos.

Kamut
Tipo de trigo duro rico en nutrientes esenciales.

Lagomorfos
Se trata de animales como el conejo o la liebre.

Patógeno
Elemento que origina y desarrolla una enfermedad.

Ratites
Se trata de aves que no tienen capacidad para volar, como, por ejemplo, el avestruz.

Takeaway
Servicio de comida para llevar. De consumo fuera del local o establecimiento.

Toxiinfección alimentaria
Proceso patológico causado por la ingestión de alimentos con presencia de gérmenes patógenos o sus toxinas, caracterizado por infección e intoxicación simultáneas.

Trazabilidad
Posibilidad de identificar el origen y las diferentes etapas de un proceso de producción y distribución de bienes de consumo.

Vegano
Persona que rechaza alimentos o artículos de consumo de origen animal.

Bibliografía

Monografías

→ CARO Sánchez-Lafuente, A.: *Etiquetado de alimentos. INAD036PO.* Antequera: IC Editorial, 2017.

> Este manual expone y describe la normativa sobre etiquetado de alimentos, así como el fundamento e importancia de una correcta utilización. Indica los datos de un etiquetado correcto tanto en alimentos comunes como en aquellos indicados como casos particulares, donde destacan aquellos alimentos provenientes de organismos manipulados genéticamente, o en los casos en los que se presenten alimentos irradiados.

→ CARO Sánchez-Lafuente, A.: *Sistema APPCC y prácticas correctas de higiene. INAD046PO.* Antequera: IC Editorial, 2019.

> Este manual recoge las generalidades del Sistema de Análisis de Peligros y Puntos de Control Críticos, así como las directrices generales de su aplicación.

→ RUIZ Muñoz, A.: *Gestión de alérgenos en el sector de la restauración. SANP038PO.* Antequera: IC Editorial, 2020.

> Este manual facilita información sobre las alergias e intolerancias alimentarias, así como las pautas a seguir para una correcta elaboración de ofertas gastronómicas y/o dietas relacionadas con dichas alergias e intolerancias alimentarias y su presentación y comunicación al cliente.

→ VV. AA.: *Manipulador de alimentos.* Antequera: IC Editorial, 2022.

> Este manual da a conocer los riesgos para la salud asociados al consumo de alimentos manipulados de forma incorrecta, así como profundiza sobre los factores que contribuyen al crecimiento bacteriano, el etiquetado de los alimentos o las actitudes y hábitos que deben reflejarse en el manipulador de alimentos, indica la metodología e importancia del sistema APPCC, así como el resto de elementos asociados al autocontrol de las empresas de alimentación.

→ VV. AA.: *Seguridad, higiene y protección ambiental en hostelería.* Antequera: IC Editorial, 2021.

> Este manual permite reconocer y aplicar las normas y medidas vigentes y necesarias para asegurar la calidad higiénico-sanitaria de la actividad de hostelería, evaluando, al mismo tiempo, la problemática ambiental originada en esta actividad.

Textos electrónicos, bases de datos y programas informáticos

→ Agencia Española de Seguridad Alimentaria y Nutrición, de: https://www.aesan.gob.es/AECOSAN/web/home/aecosan_inicio.htm

> Página web de AESAN, Agencia Española de Seguridad Alimentaria y Nutrición, desde la cual se ofrece información objetiva a los consumidores y agentes económicos del sector agroalimentario español.

→ Infosalus. Listado de enfermedades de alimentación en relación al sistema endocrino, de: https://www.infosalus.com/enfermedades/nutricion-endocrinologia.

> Portal web en el que se desarrollan la descripción de las principales enfermedades endocrinas y tipos de nutrición asociadas a su tratamiento.

→ Las 10 enfermedades endocrinas más comunes de: https://www.hospitalesparque.es/blog/enfermedades-endocrinas

> Post de Hospitales Parque en el que se muestra información sobre enfermedades endocrinas.

→ Salud Mapfre, de: https://www.salud.mapfre.es/enfermedades/endocrinas/

> Página web del portal de salud Mapfre en el que se ofrece información sobre distintas enfermedades relacionadas con la alimentación, así como con trastornos de la dieta.

→ Sociedad Española de Nutrición Comunitaria, de: https://www.nutricioncomunitaria.org/es/

> Página de la Sociedad Española de Nutrición Comunitaria en el que se presentan los avances y estudios sobre nutrición y salud pública, facilitando información sobre los principios de una dieta sana, la pirámide alimentaria, las guías sobre hidratación saludable, etc.

Legislación y normativa

→ Reglamento (UE) n.º 1169/2011 del Parlamento Europeo y del Consejo, de 25 de octubre de 2011, sobre la información alimentaria facilitada al consumidor y por el que se modifican los Reglamentos (CE) n.º 1924/2006 y (CE) n.º 1925/2006 del Parlamento Europeo y del Consejo, y por el que se derogan la Directiva 87/250/CEE de la Comisión, la Directiva 90/496/CEE del Consejo, la Directiva 1999/10/CE de la Comisión, la Directiva 2000/13/CE del Parlamento Europeo y del Consejo, las Directivas 2002/67/CE, y 2008/5/CE de la Comisión, y el Reglamento (CE) n.º 608/2004 de la Comisión.

→ Real Decreto 126/2015, de 27 de febrero, por el que se aprueba la norma general relativa a la información alimentaria de los alimentos que se presenten sin envasar para la venta al consumidor final y a las colectividades, de los envasados en los lugares de venta a petición del comprador, y de los envasados por los titulares del comercio al por menor.

→ Real Decreto 1334/1999, de 31 de julio, por el que se aprueba la Norma general de etiquetado, presentación y publicidad de los productos alimenticios.

→ Reglamento de Ejecución (UE) n.º 828/2014 de la Comisión, de 30 de julio de 2014, relativo a los requisitos para la transmisión de información a los consumidores sobre la ausencia o la presencia reducida de gluten en los alimentos.

→ Reglamento (CE) n.º 852/2004 del Parlamento Europeo y del Consejo, de 29 de abril de 2004, relativo a la higiene de los productos alimenticios.

→ Reglamento (UE) 2021/382 de la Comisión de 3 de marzo de 2021 por el que se modifican los anexos del Reglamento (CE) n.º 852/2004 del Parlamento Europeo y del Consejo, relativo a la higiene de los productos alimenticios, en lo que respecta a la gestión de los alérgenos alimentarios, la redistribución de alimentos y la cultura de seguridad alimentaria.